DE LA
CATARACTE

MANUEL OPÉRATOIRE
PANSEMENT — SOINS CONSÉCUTIFS

PAR

Le Docteur A. DEHENNE

Professeur libre d'ophtalmologie
Officier de l'Instruction publique
Commandeur de l'ordre de Saint Sylvestre
Membre de la Société de Médecine de Paris, etc.

PARIS

G. STEINHEIL, ÉDITEUR

2, RUE CASIMIR-DELAVIGNE, 2

1889

DE LA
CATARACTE

MANUEL OPÉRATOIRE

PANSEMENT — SOINS CONSÉCUTIFS

PAR

Le Docteur A. DEHENNE

Professeur libre d'ophtalmologie
Officier de l'Instruction publique
Commandeur de l'ordre de Saint Sylvestre
Membre de la Société de Médecine de Paris, etc.

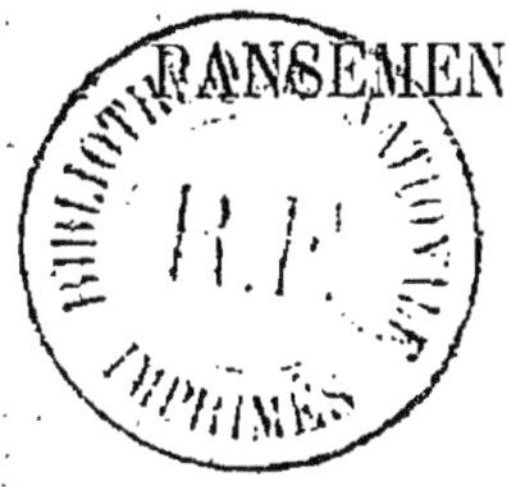

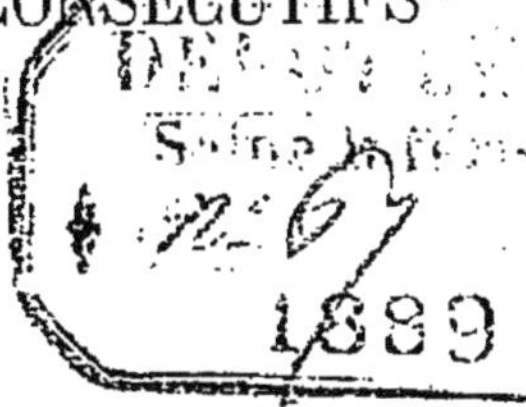

PARIS

G. STEINHEIL, ÉDITEUR

2, RUE CASIMIR-DELAVIGNE, 2

1889

DE LA

CATARACTE

MANUEL OPÉRATOIRE

PANSEMENT — SOINS CONSÉCUTIFS

Il y a un peu plus de deux ans, j'ai publié dans l'*Union médicale* (3e série. Année 1886), une note sur l'opération de la cataracte, en insistant principalement sur le manuel opératoire, sur sa simplification, sur l'asepsie rigoureuse de l'opéré, de l'opérateur, des aides et des instruments, toutes modifications heureuses et récentes qui nous permettent de pratiquer cette opération, autrefois redoutée, avec une très grande simplicité, en abrégeant considérablement la convalescence des opérés, et surtout avec des résultats définitifs auxquels ne pouvaient prétendre nos prédécesseurs immédiats, même les plus habiles. Plusieurs facteurs entrent en jeu pour assurer cette perfection des résultats, et je répéterai aujourd'hui ce que je disais il y a deux ans, « à la propreté, à l'antisepsie exécutée avec soin, il faut joindre le manuel opératoire plus parfait, plus simple surtout, et l'anesthésie locale, qui insensibilisant la cornée, nous permet dans la plupart des cas d'opérer avec une sécurité absolue ». J'ajouterai que les soins consécutifs, les pansements proprement et soigneusement faits ont une importance au moins égale.

De légères modifications apportées à la technique de l'opération et aux pansements, une' sévérité plus grande exercée par l'opérateur sur lui-même et sur son entourage, me permettent aujourd'hui d'apporter une statistique très complète et supérieure comme résultats à celle que j'ai donnée il y a deux ans.

Du 15 juillet 1886 au 15 octobre 1888, j'ai pratiqué tant en ville que dans les Maisons de santé où j'opère habituellement, 245 opérations de cataracte (1), que je diviserai en 2 séries, la 1re allant du 15 juillet 1886 au 15 juillet 1887 et comprenant 94 opérations, et la 2e du 15 juillet 1887 au 15 octobre 1888, où je trouve 151 opérations. Sur ce total de 245 opérations, je n'ai eu à déplorer que deux phlegmons de l'œil qui se sont terminés par atrophie du globe, et cela dans la 1re série (8 septembre 1886 et mars 1887) et tenant à des conditions tout à fait spéciales (les malades ayant défait leur pansement, l'avaient fait remettre par une fille de

____

(1) Je laisse de côté avec intention les cataractes congénitales molles opérées chez l'enfant par discission, les cataractes congénitales zonulaires pour lesquelles on se contente de pratiquer une iridectomie optique, les cataractes traumatiques, etc., etc. Les 245 opérations de cataractes sont comprises dans un total de 984 grosses opérations. La proportion des opérations des cataractes avec les autres est environ de 1/4.

service aux mains sales), et trois irido-cyclites avec suppuration légère des bords de la plaie, et tenant aussi à des circonstances indépendantes absolument de l'opérateur, du manuel opératoire et des soins consécutifs. Les deux phlegmons et deux irido-cyclites appartiennent à la 1re série.

Dans la 2e série qui comprend 151 opérations, *je ne compte pas un seul phlegmon de l'œil;* un seul cas d'irido-cyclite avec atrophie consécutive est à citer, et il est absolument du fait de la malade; ce qui démontre péremptoirement que l'excès de précautions prises après l'opération depuis le mois de juillet 1887 a eu une influence très favorable sur le résultat définitif. En deux mots voici l'histoire de la malade qui seule, sur 151, n'a pas bénéficié de l'opération.

Mme A., âgée de 72 ans, est opérée le 28 janvier 1888. Elle n'avait jamais quitté la campagne, et se trouvant tout à coup transportée dans une Maison de santé de Paris, fut terrorisée. Son opération fut des plus régulières. Toutes les précautions anti-septiques furent minutieusement observées. Dans la nuit qui suivit l'opération, Mme A... fut prise de douleurs violentes d'iritis, accompagnées d'une suppuration des bords de la plaie, qui fut enrayée par l'ésérine à hautes doses, mais qui néanmoins se termina par une atrophie partielle du globe. J'appris qu'une demi-heure après son opération elle avait soulevé son pansement pour s'assurer qu'elle y voyait, et qu'au milieu de la nuit, pendant que sa garde-malade s'était assoupie, elle avait complètement enlevé son bandeau, et avec des mains qui étaient rien moins qu'aseptiques. Sa fille, du reste, a qui je racontai les faits, ne fut pas autrement étonnée de l'indocilité de sa mère.

Les bons résultats obtenus, je crois donc pouvoir les attribuer en grande partie aux précautions que j'exige de mes aides et des gardes chargées de surveiller mes malades.

Il y a quelques années (1883) M. Abadie attribuait une importance considérable aux germes atmosphériques, faisant jouer un rôle beaucoup moins actif aux microbes contenus dans les liquides de sécrétion normale ou anormale qui peuvent baigner la surface conjonctivale. En 1885 il reprit et soutint cette idée avec beaucoup de talent.

Déjà, en 1883, M. Panas avait avancé que le contraire était vrai et que tous nos efforts devaient tendre à neutraliser l'action malfaisante des microbes logés dans les culs-de-sac, qui, à cause de leur situation profonde derrière les paupières, sont en contact immédiat et permanent avec les yeux. En 1885, M. de Wecker se rangea dans le même camp que M. Panas, nia l'influence de l'air ambiant et incrimina surtout les instruments et les aides chargés de leurs soins.

Cette année, 1888, M. Lucas-Championnière, le savant vulgarisateur des méthodes antiseptiques, fit bon marché, à la Société de médecine publique, du milieu ambiant, à condition que l'atmosphère entourant immédiatement la partie opérée fût parfaitement aseptique. M. Abadie lui-même, revenant sur l'opinion émise par lui en 1883 et 1885, prononça les paroles suivantes au Congrès d'ophtalmologie de 1888 : « Depuis que je vois presque tous les chirurgiens, y compris Lister lui-même, renoncer au spray et avoir néanmoins d'aussi beaux succès que par le passé ; depuis que les analyses de l'air, faites au point de vue spécial qui nous occupe, ont montré qu'il ne renferme pas ou presque pas de microbes pathogènes, j'ai été conduit à penser que les inoculations infectieuses doivent se faire surtout par les instruments et les pansements ».

Pour ma part, je considère que les soins locaux sont tout ; on réussit aussi bien une opération dans une mansarde et dans une cave que dans un palais, à la condition que l'atmosphère, qui entoure immédiatement la partie opérée, soit privée de germes nuisibles, et que personne autre que le chirurgien ne touche au pansement pendant les six premiers jours qui suivent l'opération. Ne confiant jamais à personne le soin de panser mes opérés, et, bien plus, défendant à qui que ce soit de toucher au pansement avant mon arrivée, même s'il se dérange, j'ai pu opérer dans les conditions les plus défavorables, dans de véritables taudis où ne pénétraient ni l'air, ni la lumière, où l'on était obligé de se courber en deux pour ne pas heurter le plafond de la tête, le malade étendu pendant l'opération sur une mauvaise table cagneuse, et recouché ensuite dans un lit où le plus bel ornement était constitué par des quantités innombrables de toiles d'araignées, ce qui n'empêchait pas d'obtenir une guérison rapide.

Mais aussi le champ opératoire avait été soigneusement lavé avant l'opération ; toutes les pièces à pansements et les solutions antiseptiques avaient été apportées par moi dans une serviette spéciale.

Le pansement avait été fait avec le plus grand

soin, et une fois le malade dans son lit, aucune personne n'avait plus le droit de s'en approcher, que celle chargée de lui donner à boire et à manger et de lui passer son bassin de nécessités, avec recommandation de ne toucher au pansement sous aucun prétexte, et dans tous les cas de ne s'approcher du malade qu'après s'être lavé les mains dans une solution que je préparais moi-même (solution phéniquée 2 0/0). Toutes ces précautions peuvent paraître futiles au premier abord, mais j'affirme qu'elles sont indispensables si l'on veut éviter des accidents. Malgré tout il y en aura. Le cas de Mme A... que je viens de citer en est un exemple.

On rencontrera toujours des malades indociles, ou des cas malheureux, inexplicables, comme ceux de M. L... et de M. de R... sur lesquels je reviendrai ; mais il est de notre devoir de les réduire au minimum possible, et pour cela il est indispensable que le chirurgien, *et je le répète à dessein*, ne confie à qui que ce soit le soin de panser ses opérés. Des catastrophes survenant chez des opérés qui m'étaient étrangers et que j'ai eu à constater quelque temps après qu'elles s'étaient produites, la genèse, la marche des accidents, etc., m'ont absolument confirmé dans cette opinion qu'un chirurgien, quelle que soit son habileté opératoire, quels que soient les soins méticuleux qu'il prenne pendant son opération, n'atteint jamais à des résultats aussi complets, aussi parfaits, s'il confie ses pansements à d'autres que son collègue, peut-être moins habile, mais qui ne comptera que sur lui-même. Ce mémoire, la statistique que j'ai donnée plus haut n'ont pour but que de démontrer le bien fondé de mon affirmation. Tout ce que je dis ici a rapport à la chirurgie oculaire; mais je suis formellement convaincu qu'en chirurgie générale l'on peut tirer les mêmes conclusions de faits absolument semblables. Pour attribuer aux soins consécutifs une très grande part dans le succès, je ne me base pas seulement sur ma pratique, mais, je le répète, sur ce que je puis observer autour de moi, sur les communications faites, sur les statistiques présentées aux sociétés savantes, et je suis toujours amené à faire la même remarque, c'est que l'on parle avec force détails des soins minutieux donnés au malade avant l'opération, des précautions particulières prises pendant l'opération, mais *des soins consécutifs pas un mot ou très peu de chose.*

Un de nos confrères, j'ajouterai un de nos maîtres, aussi habile opérateur qu'excellent clinicien, d'une probité scientifique incontestable, publiait il y a quelque temps une statistique de ses opérations de cataractes qu'il pratique en nombre extrêmement considérable. Il décrivait les précautions excessives prises avant l'opération (grands bains, toilette générale du malade, lavages antiseptiques de la barbe, des cheveux, des sourcils, etc.), l'antisepsie très minutieuse faite pendant l'opération, la préparation spéciale des instruments, etc., et il s'étonnait de voir que malgré tout, sa statistique présentait 5, 6, 7 insuccès sur 100. Pour ma part, sans savoir le moins du monde ce qui se passe dans son milieu, étant données l'habileté de l'opérateur, et les précautions prises, je crois pou-

voir affirmer que les accidents sont imputables à
ceux qui font les pansements, et qui sont certainement m ins attentifs et moins méticuleux que le
maître. Ces insuccès, je ne me les explique pas
autrement, et je ferai remarquer que le chirurgien
auquel je fais allusion, et qui s'étend avec beaucoup de raison sur les soins à prendre avant et
après l'opération, ne dit pas un mot des soins consécutifs. Et voilà pourquoi j'ai cru devoir insister
sur ce point tout spécial, qui pour moi acquiert
une grande importance, presque égale à celle du
manuel opératoire. J'en arrive du reste à la technique de l'opération de la cataracte, telle que je la
comprends.

S'il m'était permis de faire un reproche courtois
aux auteurs des livres classiques qui ont vu le jour
dans ces dix dernières années, je leur dirais qu'ils
consacrent de trop longues pages à la description
de procédés opératoires que l'on ferait beaucoup
mieux de reléguer dans le domaine historique, et à
la description d'instruments qui figureraient mieux
dans un musée, que dans la trousse du chirurgien. Les longues pages, consacrées à des opérations *que l'on ne peut pas, que l'on ne doit pas
conseiller*, trompent les jeunes médecins qui livrés
à eux-mêmes, se laissent entrainer à tenter des
opérations dont l'insuccès est presque la règle.
De l'opération de Daviel, il reste le principe même
de l'extraction de la cataracte.

Ce fut un progrès immense à l'époque où Daviel
proposa de la substituer à l'abaissement, mais il ne
viendra à l'esprit de personnes de proposer à l'heure
actuelle d'opérer la cataracte à la manière de Daviel.

De l'opération de de Graefe, comme on l'a dit très justement, il reste le couteau, instrument merveilleux, délicat, admirablement proportionné à l'organe qu'il doit entamer, *surtout lorsqu'il est très mince et très fin*, et qui doit remplacer absolument tous les autres instruments tranchants qui, comme le couteau de Beer, le couteau lancéolaire, sont des instruments brutaux, grossiers, infidèles, piquant peu, coupant mal en général, disproportionnés, peu en rapport avec le fini des opérations où on les employait, et ne permettant pas à l'opérateur d'avoir la délicatesse de toucher, que nécessite une opération de cataracte. Il ne viendra non plus à l'esprit de personne de recommander l'opération de de Graefe, telle que la pratiquait le maître à ses débuts.

Lorsque de Graefe proposa son extraction linéaire avec iridectomie, il y fut amené par le grand nombre de suppurations qui suivaient l'opération de Daviel. Il voulut restreindre le champ opératoire, persuadé que les chances de suppuration étaient en raison directe de l'étendue du lambeau. En cela, il se trompait; avec l'antisepsie rigoureuse, une grande plaie se cicatrise aussi vite et aussi bien qu'une plaie de petites dimensions. Par une plaie linéaire la sortie du cristallin ne pouvait se faire qu'à la condition de pratiquer une brèche à l'iris ; d'où le conseil donné par de Graefe de l'exciser. Peu à peu les opérateurs gênés par la linéarité de la section abandonnèrent le terrain sclérotical pour entrer dans la cornée, et taillèrent un petit lambeau cornéen de 3 millim. de hauteur environ, en conservant l'iridectomie ; c'est à cette dernière opération que l'on avait conservé bien à tort le nom de Graefe, *le principe de la linéarité étant complètement abandonné.* Peu à peu, la découverte de l'anesthésie locale aidant, on supprima l'iridectomie, que l'on conserva pour des cas tout à fait spéciaux, et on en arriva au procédé que je vais décrire, chaque opérateur le modifiant quelque peu suivant ses goûts et ses aptitudes. Des discussions de priorité ont eu lieu maintes fois à ce sujet. Tous ces perfectionnements se sont faits à peu près en même temps ; chaque chirurgien améliorait à l'insu de son voisin et il y était naturellement amené par les progrès de l'antisepsie et de l'anesthésie locale. Pour peu qu'un opérateur soit intelligent, et qu'il voie un grand nombre de malades, il se perfectionne en même temps et aussi bien que son collègue d'à côté qui se trouve dans les mêmes conditions que lui.

Manuel opératoire. — Dans les cas simples, et ce sont heureusement les plus fréquents, voici le procédé que j'emploie.

Le malade est couché dans un petit lit de fer auprès d'une fenêtre bien éclairée. Je donne indifféremment au lit deux positions, suivant la disposition même de la chambre du malade ; ou bien le lit est placé de façon que l'œil à opérer soit placé du côté de la fenêtre, ou bien le lit est placé en face de la fenêtre, les pieds du malade touchant à la fenêtre. Les deux dispositions sont également bonnes. L'opérateur doit s'arranger de façon à ne pas se gêner lui-même, et à ne pas être gêné par ses aides. A la rigueur, si l'on a affaire à un malade très docile, on peut faire l'opération *seul, sans aides*, comme je le faisais remarquer il y a deux ans ; mais il vaut beaucoup mieux être bien entouré, car l'on ne sait jamais exactement en commençant une opération comment elle se terminera. Il faut toujours compter sur l'imprévu.

Une petite purgation prise la veille de l'opération peut être utilement recommandée (antisepsie intestinale). Mais nous attachons beaucoup moins d'importance à cette formalité que nos prédécesseurs qui purgeaient leurs malades à outrance, sans aucun bénéfice pour l'avenir de leur opération.

Le malade étant couché, la tête basse et sur un traversin ordinaire, on lui instille 5 à 6 gouttes du collyre au chlorhydrate de cocaïne au 1/20 ; puis on procède très minutieusement au nettoyage des paupières (face interne et externe), des culs-de-sac conjonctivaux, des cils et des sourcils, avec du coton hydrophile antiseptique trempé dans une solution de sublimé au 1/2000, l'opérateur et ses aides s'étant préalablement lavé les mains au savon et les ayant rincées dans une solution boriquée à 3 0/0 ou une solution phéniquée à 2 0/0 ou une solution de sublimé au 1/2000 ou dans de l'alcool à 90°. Les ongles doivent être nettoyés avec le plus grand soin. Le nettoyage des paupières et des culs-de-sac est parfaitement supporté grâce à la première instillation de cocaïne (1).

(1) L'utilité du lavage de la face interne des paupières, auquel il ne faut jamais manquer, a été démontrée dans un travail fort intéressant de M. le Prof. Gayet, communiqué au Congrès d'ophtalmologie de 1887. La plupart des yeux humains recèlent habituellement des germes, et très seu-

Il est bien entendu que l'on n'opère pas un
malade atteint de conjonctivite, de granulations,
de kératite, ou de dacriocystite aiguë ou chro-

vent ces germes sont infectieux ; s'ils ne sont pas plus
souvent nuisibles, c'est qu'ils ne trouvent pas de terrain
favorable à leur pullulation. L'idée du milieu propice au
développement des germes est acceptée à l'heure actuelle
par la plupart des chirurgiens ; elle explique les cas où
l'infection s'est produite, malgré toutes les précautions les
plus minutieuses qui ont été prises. Si l'on rejetait cette
idée, on ne comprendrait pas les expériences si bien menées
de M. Gayet, où sur 102 opérations pratiquées avec succès,
les tubes d'expérience s'étaient montrés fertiles 79 fois ;
et il ne s'agit pas ici de bons ou de mauvais microbes
Dans un cas de succès complet, M. Gayet avait constaté dans
un tube d'expérience, avant le pansement du malade, une
belle plaque de staphylococcus aureus, auquel il donne à
juste titre, ainsi qu'à son compère le staphylococcus albus,
l'épithète de malfaiteur avéré. La meilleure préparation
antiseptique en chirurgie oculaire est la solution de sublimé
au 1/2000. C'est M. Chibret qui a été le véritable promo-
teur de cet antiseptique puissant en ophtalmologie. (Congrès
d'ophtalmologie, 1885.)
Au Congrès de 1883, M. de Wecker a recommandé un
exact lavage des mains dans l'acide phénique, après savonnage ; ce lavage est impérieusement réclamé, chaque fois
qu'on lève le pansement. Ce conseil très judicieux est
basé sur l'expérience suivante : savonnez-vous largement
les mains avec du savon sous un filet d'eau et laissez celui-
ci chasser complètement le savon ; puis, sans vous essuyer
les mains, faites alors dans une cuvette un lavage soigneux
avec une solution d'acide phénique à 2 1/2 0/0. L'aspect
que présentera cette solution phéniquée permettra de
vérifier la justesse de la réflexion de Wecker, inspirée du
reste par un article antérieur de Nussbaum (de Munich).
Cette idée a été reprise récemment à la Société de Bio-
logie. Les auteurs de cette note conseillent aux chirurgiens
de se tremper les mains, après savonnage complet, dans de
l'alcool à 90°.

nique, avant qu'il ne soit absolument et complètement guéri de ces diverses affections. Au premier
abord, il paraît oiseux de faire semblable recommandation ; mais elle n'est pas tout à fait aussi inutile
qu'elle le paraît au premier abord ; un de mes élèves,
ancien interne fort distingué des hôpitaux de Paris,
me disait, il y a quelques jours, que dans les diffé-
rents hôpitaux de province où il avait commencé
ses études, il avait vu opérer des cataractes chez
des malades atteints de suppuration de sac, sans
que le chirurgien s'en inquiétât le moins du monde
Le résultat ne se faisait pas attendre, et le lendemain le phlegmon de l'œil était déclaré.

Le nettoyage étant complètement fait, et à la
rigueur on peut pousser la précaution jusqu'à faire
une injection d'eau boriquée par les voies lacry-
males, on procède à l'opération. Pour l'œil droit,
je me place derrière le malade, et pour l'œil
gauche sur le côté. Indifféremment je fais un lambeau supérieur ou inférieur, mais d'une façon
générale, je préfère le lambeau supérieur pour l'œil
droit, et le lambeau inférieur pour l'œil gauche,
de façon à faire toujours marcher vers moi le
tranchant du couteau. Il me semble qu'en agissant
ainsi j'obtiens un lambeau beaucoup plus net et
plus régulier.

J'instille encore 5 à 6 gouttes du collyre à la
cocaïne (1), et je dis au malade que je vais m'as-

(1) Chez les vieillards surtout, il faut éviter de faire plus
de deux instillations du collyre à la cocaïne au 1/20, à
cause de l'affaissement de la cornée qui s'ensuit, et qui est
extrêmement gênant pour la sortie régulière du cristallin,
et pour le nettoyage parfait de la pupille.

surer si son œil est insensibilisé ; pendant que je suis censé m'occuper de l'anesthésie de l'œil, j'ai le temps de pratiquer l'opération tout entière, sans que le patient s'en aperçoive, jusqu'à la sortie du cristallin inclusivement Si l'on se trouve en présence d'une cataracte sénile dure, tout est terminé. Si la cataracte est demi-molle, reste à faire le nettoyage de la pupille, mais le patient prévenu que l'opération est terminée, et enchanté de n'avoir éprouvé aucune douleur, reste absolument calme, et permet d'exécuter sans danger le dernier temps de l'opération et le pansement.

Je n'instille, *avant l'opération*, ni atropine, ni ésérine. L'écarteur à ressorts et coudé sur le nez étant placé (1), je fixe très doucement le globe d l'œil à l'aide d'une pince à fixation sans arrêt et à dents émoussées, et je saisis la conjonctive et le tissu cellulaire sous-conjonctival au niveau du diamètre horizontal de l'œil, et sans exercer aucune pression sur le globe. Puis me servant d'un couteau de de Graefe long, mince et étroit, le fil de fer tranchant auquel j'ai fait allusion dans une précédente communication, je pénètre dans la chambre antérieure, à l'union précise de la cornée et de la sclérotique, je traverse la chambre antérieure, sans toucher à la cristalloïde, et je fais la contre-ponction au point diamétralement opposé. A ce moment le côté non tranchant du couteau se trouve tangent au bord supérieur pour l'œil droit, et au bord inférieur pour l'œil gauche, de la pupille moyenne-

(1) Les instruments sont mis dans un récipient en porcelaine blanche, et baignent dans une solution boriquée à 3 0/0.

ment dilatée. C'est le meilleur point de repère que j'aie trouvé pour les points de ponction et de contre-ponction. Dans la description qui va suivre, j'aurai en vue l'œil droit. Puis, très doucement, à l'aide de petits mouvements de scie, je *détache très exactement la partie supérieure de la cornée*, à l'union du limbe cornéo-scléral, mais en empié-tant plutôt du côté de la cornée que de la sclé-rotique (1). Rien n'est plus facile en terminant la section de la cornée, que de se ménager, si on le juge convenable, un petit lambeau conjonctival,

(1) Le détachement très exact du tiers supérieur de la cor-née constitue pour moi l'idéal de la section dans l'opération de la cataracte, malgré toutes les affirmations contraires qui ont pu être données. L'affrontement des bords de la plaie se fait sûrement et rapidement ; le nettoyage du sac capsulaire ne présente pas plus de difficultés que lorsqu'on termine son lambeau en pleine cornée, l'astigmatisme con-sécutif est bien moins accentué et souvent même n'existe pas, les opérés accusent généralement une vision plus nette avec des verres sphériques qu'avec une combinaison sphéro-cylindrique ; et puis les enclavements iridiens se rencontrent à mon avis bien moins souvent avec l'incision périphéri-que qu'avec l'incision cornéenne ; je parle bien entendu de l'extraction simple sans iridectomie. M. Nicati (Congrès d'ophtalmologie 1885) se basant sur des considérations ana-tomiques et physiologiques très élevées, a soutenu que le *lieu d'élection des sections cornéennes est toute section nor-male à la cornée suivant un rayon, c'est-à-dire de toute section méridienne* et que par conséquent il faut recommander une section qui s'éloigne le moins possible du lieu d'élec-tion, celle qui est faite normalement à la cornée, et per-pendiculaire au milieu du rayon supérieur ou inférieur.

La pratique donne absolument tort aux vues théoriques très savantes de M. Nicati. Sa section normale à la cornée pour la cataracte n'est pas plus recommandable que la sec-tion méridienne de M. Pamard pour l'iridectomie.

1...

destiné à fermer hermétiquement la plaie cornéenne, lorsque l'opération est terminée. La formation du lambeau conjonctival n'est pas indispensable à la bonne coaptation de la plaie; comme il
donne quelquefois lieu à l'écoulement de quelques
gouttes de sang, on peut parfaitement s'en dispenser. Lorsque le malade est calme, il est très rare
que l'iris vienne faire hernie entre les lèvres de la
plaie.

Dans le cas contraire, il vaut mieux enlever l'écarteur, avant de procéder au second de temps de
l'opération, à l'ouverture de la capsule antérieure,
à la kystotomie.

Abandonnant la pince à fixation, aussitôt le
lambeau cornéen terminé, on introduit à plat le
kystitome, simple crochet tranchant; lorsqu'il a
atteint le bord inférieur de la papille, on retourne
le tranchant du côté de la cristalloïde que l'on
incise de bas en haut en deux ou trois points, et on
le retire comme on l'a rentré, c'est-à-dire à plat,
en ayant soin de ne contusionner ni l'iris, ni les
bords de la plaie. Cette manœuvre assez délicate
s'exécute pourtant facilement et n'offre aucun danger, si l'on a soin d'employer un instrument parfaitement aseptique. Quelques opérateurs (Galezowski, Gayet) incisent la capsule avec la pointe
du couteau de de Graefe, au moment de la traversée
de la chambre antérieure, entre la ponction et la
contre-ponction. Ils suppriment ainsi un temps de
l'opération. Je trouve pour ma part que l'opération
perd en régularité ce qu'elle peut gagner en rapidité.

De plus, dans cette manœuvre du couteau qui,
d'horizontal, doit devenir fortement oblique, on

risque fort de contusionner les lèvres de la plaie
de ponction, ce qui doit nuire à la cicatrisation et
favoriser la pullulation des germes qui n'auraient
pas été complètement détruits par les lavages
antérieurs. Wecker fait la kystitomie à l'aide de
pinces kystitomes fort ingénieuses, et à mors postérieurs. Il enlève ainsi toute la capsule antérieure,
et se met par cela même plus facilement à l'abri
de cataractes secondaires. Les pinces kystitomes
m'ont rendu les plus grands services dans les cas
d'épaississement capsulaire ; dans les cas ordi-
naires, je donne la préférence au kystitome simple
dont la manœuvre est plus facile (1).

(1) M. de Wecker reconnaît lui-même que dans l'extraction simple, l'enlèvement de la cristalloïde antérieure est
infiniment moins aisé, que dans l'extraction combinée. Si
ce n'était la difficulté de l'opération, l'extraction de la capsule antérieure dans l'opération de la cataracte est absolument recommandable. A l'époque de la substitution de
l'extraction simple à l'extraction combinée M. de Wecker
avait pendant quelque temps repris le simple kystitome, et
il n'a eu recours de nouveau aux pinces à mors postérieurs
qu'après avoir acquis la conviction qu'on peut apprendre
assez facilement à manœuvrer les pinces kystitomes dans
un étroit champ pupillaire rond. Pour ma part, je considère
la manœuvre des pinces kystitomes comme beaucoup plus
difficile et plus périlleuse que celle du kystitome simple.
Il n'en est pas moins vrai que l'enlèvement total de la
capsule doit mettre à l'abri des cataractes secondaires bien
plus sûrement que la simple kystitomie.

Quant à la kérato-kystitomie, malgré le chaud plaidoyer
en sa faveur de M. Gayet au Congrès d'ophtalmologie de
1886, malgré les articles répétés de M. Galezowski, malgré
mon grand désir de simplification des manœuvres chirurgicales, je n'ai pas encore pu me décider à la pratiquer. Malgré l'anathème lancé contre le kystitome simple par le

La capsule antérieure étant ouverte, j'enlève l'écarteur, continuant à recommander au patient le calme le plus absolu, lui persuadant toujours du reste que l'opération n'est pas commencée; puis, le faisant regarder légèrement en bas (il s'agit toujours de l'œil droit), avec le pouce de la main gauche, je soulève légèrement la paupière supérieure, en faisant entrebâiller les lèvres de la plaie, et exerçant des douces pressions de bas en haut avec l'index de la main droite sur le globe de l'œil à travers la paupière inférieure, je fais sortir très lentement le cristallin, dont le bord supérieur déplisse l'iris en l'engageant entre les lèvres de la plaie. Si le noyau est entouré de masses corticales, je continue sans interruption les pressions de bas en haut, jusqu'à ce que le sac capsulaire soit complètement vidé.

Puis je recommande au malade de fermer doucement les yeux, lui annonçant de nouveau que l'opération est complètement terminée. Généralement l'iris rentre de lui-même, sinon on aide à sa rentrée en exerçant à travers la paupière supérieure un petit massage très doux sur le globe de l'œil.

Si celui-ci ne suffit pas, on fait rentrer l'iris à l'aide d'une spatule mince de gutta-percha, en essayant surtout de bien dégager les extrémités de l'incision.

S'étant assuré que la pupille est nette, régulière et parfaitement noire, on instille 7 à 8 gouttes d'un

savant professeur de Lyon, je n'ai pas encore eu à me repentir de me servir de cet instrument, qui se manœuvre très facilement. Le flambage et le sublimé en assurent l'asepsie.

collyre au sulfate neutre d'ésérine au 1/300 ; on nettoye une dernière fois le cul-de-sac conjonctival à l'aide de coton hydrophile trempé dans une solution de sublimé au 1/2000 et on applique le pansement.

Le manuel opératoire diffère un peu lorsque l'on se trouve en présence d'un malade nerveux, contractant ses paupières au moindre attouchement. Dans ce cas, je supprime l'écarteur à ressorts. C'est un aide exercé, qui écarte les paupières avec les doigts, suffisamment pour mettre les cornées à découvert. Je ne *fais plus* usage d'écarteurs à manches.

Je saisis la conjonctive comme dans l'opération ci-dessus, et je fais exactement de même ma ponction et ma contre-ponction ; puis j'abandonne la pince à fixation, et je termine mon lambeau très doucement ; l'œil est fixé par le couteau. Chez ces malades, en général, étant donné qu'ils se contractent toujours, quoi qu'on fasse, l'iris a tendance à faire hernie, et à suivre le bord postérieur du couteau. Il est plus prudent alors de terminer le lambeau en pleine cornée. Au moment précis où l'on termine le lambeau, l'aide lâche les paupières, l'œil se ferme naturellement. De cette façon jamais l'on n'a de propulsion brusque du cristallin et de sortie en masse du corps vitré.

(Grâce à ces précautions, sur ces 245 dernières opérations de cataracte, il ne m'est pas arrivé une seule fois de voir l'œil se vider.)

Chez les nerveux la rentrée parfaite de l'iris est quelquefois un peu plus difficile à obtenir ; mais l'ésérine aidée du massage à travers la paupière supérieure empêche presque toujours l'enclavement iridien.

L'opération de la cataracte, pratiquée de cette façon, devient donc une chose extrêmement simple.

Comme instruments :

1º Un couteau de Graefe très mince et très étroit ;

2º Une pince à fixation à mors mousses et sans cran d'arrêt ;

3º Un kystitome simple ou des pinces kystitomes ;

4º Un blépharostat à ressorts ou écarteur des paupières, dont on peut parfaitement se passer ;

5º Une petite spatule en gutta-percha destinée à faire rentrer l'iris récalcitrant.

A la rigueur, on pourrait faire une opération de cataracte, et la réussir parfaitement, en ne se servant que du couteau de Graefe. Mais ce n'est pas là le procédé que j'emploie et que je recommande.

En résumé, dans les cas simples :

Nettoyage parfait du champ opératoire à l'aide d'une solution de sublimé au 1/2000, après une 1re instillation de cocaïne au 1/20. Asepsie rigoureuse des instruments (solution phéniquée au 1/20, ou boriquée, au 1/30). 2e instillation du collyre à la cocaïne. Écartement des paupières, soit avec le blépharostat à ressorts, soit par les mains d'un aide exercé.

Fixation de l'œil à l'aide d'une pince à mors mousses et sans cran d'arrêt.

Petit lambeau scléro-cornéen pratiqué à l'aide d'un couteau de Graefe très mince et très étroit.

La corde de l'arc ou la base du lambeau, peut être représentée par le dos du couteau passant tangentiellement au bord de la pupille moyenne dilatée. Ouverture de la capsule à l'aide du kystitome.

Enlèvement de l'écarteur.

Expulsion du cristallin et des masses corticales par des pressions douces pratiquées sur le globe de l'œil à travers la paupière inférieure, de bas en haut.

Instillation de l'ésérine, et manœuvre de la petite spatule, si l'iris a tendance à faire hernie entre les lèvres de la plaie.

Il est un instrument que je n'emploie que dans des cas tout à fait spéciaux (3 fois sur 245 cas), et dont je considère le maniement habituel comme ne devant jamais être conseillé ; c'est la curette.

Il est des chirurgiens qui s'en servent presque constamment et, j'en suis convaincu, au grand détriment de leurs opérés. Si j'en parle ici, c'est que dans tous les traités classiques on en fait mention, et que beaucoup de gens se figurent que l'on ne peut faire une opération complète de cataracte sans la curette. C'est une erreur. Moins on emploie d'instruments plus on a de chances de succès, et cet argument me ferait entièrement employer la kérato-cystitomie, si je ne la craignais.

J'ai fait usage de la curette chez une vieille dame et chez un jeune homme complètement sourds, desquels je n'aurais rien pu tirer. Après avoir fait une petite iridectomie, destinée à faciliter la manœuvre de la curette, j'accouchai le cristallin, en passant la curette en arrière de la lentille, et j'obtins chez les deux patients un excellent résultat.

Il en fut de même chez un vieillard récalcitrant,

atteint de cataracte adhérente. C'est donc tout à fait exceptionnellement que j'ai employé cet instrument.

Il ne m'a pas causé d'accidents, mais la sortie du cristallin se faisant très bien sans son aide, je me refuse à en faire usage.

Il y a 2 ans je m'élevais déjà contre les lavages intra-oculaires : je les prétendais inutiles et dangereux. Si les instruments employés sont aseptiques il devient inutile de faire dans la chambre antérieure, *milieu aseptique*, des injections antiseptiques, dont le moindre inconvénient est d'altérer la membrane de Descemet. Si c'est uniquement pour débarrasser le sac capsulaire de ses dernières masses corticales, j'affirme que le nettoyage se fait tout aussi bien sans injections intra-oculaires, et avec beaucoup plus de sécurité. On en est du reste bien revenu, et j'ai entendu dire que les partisans les plus chauds des lavages intra-occulaires y avaient sinon complètement renoncé, du moins en avaient singulièrement restreint l'emploi. Pour faire le procès des lavages intra-oculaires, après l'extraction de la cataracte, je me contenterai de citer les paroles de M. le Prof. Panas, qui au mois d'avril 1885 était le partisan le plus convaincu des injections intra-oculaires, et qui disait textuellement au Congrès d'ophtalmologie de 1887 : « Il ne faut pas compter beaucoup sur elles (les injections intra-oculaires) pour le nettoyage de la chambre antérieure. Et puis l'œil est un organe bien délicat, et la quantité des liquides à injecter dans son intérieur ne saurait jamais être considérable. *Bref, c'est par de bons procédés opé-*

ratoires qu'il faut nettoyer l'œil. » Je souligne cette dernière phrase, car c'est absolument l'opinion que j'ai émise dans la note sur la cataracte que j'ai publiée en juillet 1886.

Du reste ces lavages qu'il faut proscrire, quoique l'on ait dit avec une certaine audace qu'ils étaient le complément indispensable de l'opération de la cataracte, ces lavages de la chambre antérieure sont de date très ancienne. St-Yves les faisait déjà en 1722 pour chasser des hypopions. Heymann les reprit en 1864 dans le but de débarrasser l'œil d'hyphémas. MM. Junge et M'Keown les ont employés dès 1885 dans toutes les opérations de cataractes ?

Dans la séance du 30 avril 1886 du Congrès d'ophtalmologie, le Dr Wircherkiewicz (de Posen) lut un mémoire sur l'irrigation des chambres de l'œil pour l'opération de la cataracte et la recommanda comme méthode opératoire des cataractes non mûres. L'oculiste de Posen employait le plus souvent une solution d'acide borique à 1/100 bouillie et refroidie à 30° C.; dans quelques cas il a remplacé ce liquide par une solution d'acide phénique à 1/100 et par une solution de sublimé à 1/2000, mais il a dû y renoncer à cause de l'irritation de l'iris et de l'opacification consécutive de la membrane de Descemet ; dans quelques cas aussi il a fait usage d'eau distillée salée dans la proportion de 7 sur 1000, après l'avoir bien filtrée, bouillie et refroidie à 30° C. Le but poursuivi par St-Yves, Heymann, Junge, M'Keown et Wicherkiewicz était un lavage de la chambre antérieure ayant pour effet d'entraîner au dehors des éléments qu'on désirait voir s'échapper de l'œil. M. Panas, dès 1885, visa la destruction des germes et voulut porter la désinfection, suivant ses propres paroles « jusque dans les profondeurs de la chambre antérieure ». Dans la même séance du congrès (1886), M. de Wecker proposa d'introduire directement l'ésérine dans la chambre antérieure ; son but était « l'étalement complet de l'iris, avec contraction permanente du sphincter s'exerçant sur une surface absolument nette et uniquement formée par la fossette hyaloïde. » Il avait recours à cet effet à des injections pratiquées avec une solution à 4 0/0 d'acide borique dans de l'eau distillée bien bouillie et contenant 0,25 0/0 de salicylate d'ésérine. La contraction permanente du sphincter iridien, et tous les opérateurs seront de mon avis, M. de Wecker tout le premier, s'obtient tout aussi bien par l'instillation d'un collyre à l'ésérine au 1,200, grâce à la cocaïne qui livre l'iris à l'action de l'ésérine suivant une expression imagée de M. de Wecker.

Enfin, en 1887, M. Vacher vint faire le panégyrique des lavages intra-oculaires, en en réclamant pour lui la priorité. Il avoue qu'après le lavage antiseptique de la chambre antérieure, la cornée devient le siège d'un trouble assez considérable qui persiste assez longtemps et peut faire croire à une sclérose par défaut de contraction.

D'après les confidences qui m'ont été faites, le trouble de la cornée est *très considérable, persiste très longtemps, et quelquefois même ne disparaît jamais.* Si l'on ajoute à cela la contusion des lèvres de la plaie par l'instrument de lavage,

la rupture de l'hyaloïde, la déchirure de l'iris,
l'issue du corps vitré, les hémorrhagies consécu-
tives, etc., on verra que le lavage intra-oculaire
n'est pas une chose dont on doit se faire tant de
gloire. Depuis le mois d'avril 1884, j'ai pratiqué
410 opérations de cataractes par le procédé d'extraction simple sans iridectomie ; je n'ai jamais
employé les lavages intra-oculaires, et j'ai pu ali-
gner des succès au moins comparables à ceux des
partisans des injections intra-oculaires. (La statistique actuelle ne porte que sur les 245 dernières
opérations, les 165 autres ayant été notées dans
le travail de juillet 1886.)

Pansement. — Aussitôt l'opération terminée,
j'applique sur les 2 yeux un petit tampon de coton
hydrophile trempé dans une solution de sublimé
au 1/2000, et je maintiens le tout à l'aide d'un tour
de bande fine et légère. Toutes les 2 ou 3 heures
environ, sauf la nuit, à moins que le malade ne le
demande, on fait couler sur le pansement, sans le
déranger, de la solution antiseptique. La plupart des
opérés affectionnent ce mode de pansement, qu'ils
trouvent très frais et très agréable. Lorsque l'o-
péré ne se plaint pas, je le laisse, sans y toucher,
pendant 48 heures. Si, au contraire, l'opéré mani-
feste quelque répugnance pour le pansement
humide, j'applique immédiatement sur les deux
yeux une petite compresse de lint enduite d'une
des deux pommades suivantes :

1° Acide borique.. .... 0.50 cent.
   Vaseline pure............... 30 gr.

2° Iodoforme pulv............... 0.50 cent.
Vaseline pure..... .... 30 gr.

Qarante-huit heures étant écoulées, je lève le pansement ; je lave le bord des paupières très doucement avec du coton hydrophile trempé dans la solution de sublimé au 1/2000, de façon que le malade ouvre les yeux de lui-même, *sans efforts*. En général, et dans l'immense majorité des cas, les cils ne sont même pas agglutinés, la conjonctive ne présente aucune injection, et la pupille est parfaitement ronde et sensible à l'action de la lumière. C'est alors seulement que j'instille quelques gouttes de collyre ou *sulfate neutre d'atropine* ou 1/300. L'instillation de l'atropine a pour but d'empêcher toute congestion iridienne, et tout accolement de l'iris aux débris capsulaires qui sont en train de se résorber. Comme pansement, et *sur l'œil opéré seulement*, le coton boriqué ; l'autre œil est laissé libre, à la grande satisfactiou du malade, surtout s'il voit encore un peu. Le pansement est renouvelé par moi-même tous les matins. A partir du 5ᵉ jour, on remplace le pansement dans la journée par un simple petit carré flottant de percale ou de soie noire, doublé de toile fine. Le pansement au coton boriqué est réappliqué pour la nuit et cela au moins pendant 15 jours. Dès le 6ᵉ ou le 7ᵉ jour ou substitue au carré flottant des lunettes foncées, forme coquille, teinte n° 3. A partir du 9ᵉ jour en moyenne, on fait le choix des lunettes correctrices de l'amétropie, afin de donner satisfaction au malade ; mais ce n'est guère qu'à partir de la 3ᵉ semaine qu'on lui permet de s'en servir d'une façon un peu courante, et lui recommandant de ne pas essayer de lire avant qu'il se soit écoulé de 5 à 6 semaines, à partir du jour de l'opération. Généralement j'instille le collyre à l'atropine le 3ᵉ et le 4ᵉ jour je cesse et j'en réinstille quelques gouttes le 8ᵉ jour afin de bien m'assurer qu'il n'y a ni adhérences, ni tendance à la formation d'une cataracte secondaire.

L'emploi de l'ésérine, le jour même de l'opération, a l'immense avantage de s'opposer aux enclavements de l'iris, et met plus sûrement à l'abri de toute infection des bords de la plaie. Par lui-même, le sulfate neutre d'ésérine est antiseptique; de plus, tendant fortement l'iris et contractant la pupille au maximum, il empêche l'arrivée des germes infectieux, s'il y en a, jusque dans le sac capsulaire, que l'on a démontré être un bouillon de culture très favorable au développement des micro-organismes. Mais il ne faut pas se dissimuler que l'emploi de l'ésérine prédispose à la formation des petites adhérences entre l'iris et les débris de la cristalloïde, qui se résorbent moins facilement. A tout prendre, c'est là un bien petit incident, et auquel on remédie facilement à l'aide d'une discision pratiquée, 5 ou 6 semaines après l'opération, à l'aide d'une aiguille de Bowmann, et sans que le malade se doute même que l'on touche à son œil. Les débris capsulaires, divisés par deux ou trois coups d'aiguille, sont refoulés à la périphérie, où ils se résorbent, et la vision devient instantanément d'une netteté parfaite. J'ai pratiqué cette discision une dizaine de fois, et toujours mes malades ont recouvré une acuité égale à 1. Cette seconde intervention est inoffensive si l'on a la précaution d'employer une aiguille très aseptique, et puis elle ne sé présente guère que 4 fois sur 100. Le jour où on doit la pratiquer, on fait instiller une vingtaine de gouttes du collyre à l'atropine, en 5 ou 6 fois, dans l'œil du patient ; la pupille se dilate largement et la petite opération se fait avec une grande facilité.

L'emploi des pinces kystitomes ne met pas sûrement à l'abri de cette minime complication.

Quelquefois une petite trame très fine se forme dans le champ pupillaire, *deux et même trois ans après l'opération*, et diminue singulièrement l'acuité visuelle de l'opéré. Le même procédé de discision est applicable à cette minuscule toile d'araignée, à peine visible à l'éclairage oblique. J'en ai eu un exemple tout récent.

M. L... a été opéré par moi d'une cataracte sénile de l'œil droit au mois de mai 1887. Le succès a été parfait. M. L..., 15 jours après son opération, lisait et écrivait facilement. Son état n'avait pas cessé d'être satisfaisant jusqu'au commencement de septembre de cette année, époque à laquelle il s'aperçut que la lecture devenait de jour en jour plus difficile.

A ce moment, il se trouvait en villégiature dans le Nord, et des intérêts de famille l'empêchèrent de venir immédiatement à Paris. Je reçus sa visite vers le 10 octobre, et m'assurai que la lecture courante des caractères moyens d'imprimerie était devenue impossible. Un examen attentif à l'éclairage latéral me permit d'apercevoir une pellicule très mince tendue en arrière de la pupille. J'instillai quelques gouttes d'atropine et de cocaïne. La pupille se dilata. Je discisai cette petite toile, et cinq minutes après M. L... lisait aussi couramment et aussi facilement que s'il n'avait jamais rien eu.

J'eus l'occasion de pratiquer une semblable dis-cision à l'œil droit d'un vieux prélat qui avait été opéré deux ans auparavant par un de mes confrères de Paris. Il était venu se faire opérer l'œil gauche par moi, parce qu'ayant pu lire et écrire pen-dant près de 2 ans avec son œil droit, depuis un mois environ, il ne pouvait plus se servir de cet œil qui s'était voilé. Je lui pratiquai une petite disci-sion, et cinq minutes après il se remit à lire couram-ment. Néanmoins il me demanda d'opérer son œil gauche, pour lequel j'obtins un résultat excellent.

Sur les cinq accidents mentionnés dans le cou-rant de ce travail, les trois dont j'ai déjà parlé étaient absolument imputables aux malades qui avaient défait leurs pansements ou l'avaient fait remettre par des gens aux mains peu ou pas aseptiques.

Les deux autres se sont présentés dans des con-ditions tout à fait singulières et à mon avis, diffi-cilement explicables.

Mme de B..., âgée de 72 ans, est opérée le 15 fé-vrier 1887. D'une bonne santé générale, elle est sujette à des érysipèles à répétition de la face qui surviennent, prétend-elle, sous l'influence d'une légère émotion, ou même d'un refroidissement insignifiant. Je ne me laisse pas arrêter par cette considération qui me paraît secondaire, étant don-nés les procédés opératoires et les pansements antiseptiques dont nous disposons. L'opération se passe très régulièrement. Néanmoins je laisse à côté de la malade un de mes aides, chargé de m'envoyer un télégramme à la moindre alerte. Le soir même je suis appelé en toute hâte. Mme de R...

souffre beaucoup. Toute la face du côté de l'œil opéré présente une teinte érysipélateuse. La fièvre est intense. Les paupières sont fortement gonflées et œdémateuses. La conjonctive est injectée et la pupille contractée, l'humeur aqueuse est trouble; un petit grumeau de pus sépare légèrement les lèvres de la plaie. J'instille immédiatement dans l'œil un collyre à l'ésérine au 1/200 et je recommande de renouveler les instillations toutes les trois heures, excepté si la malade dort. Je prescris en même temps une pommade au sublimé au 1/3000 et des applications chaudes d'eau également au sublimé (1/2000). Le lendemain, la détente est très marquée. La suppuration et le phlegmon de l'œil sont évités. Mais la cornée est restée trouble dans la plus grande partie de son étendue, la pupille a contracté des adhérences, et le globe s'est atrophié, de façon que j'ai considéré toute intervention nouvelle comme inutile.

Je n'ai jamais pu considérer ce fait comme se trouvant sous la dépendance d'une infection venant de l'opérateur ou de ses instruments. Après avoir opéré Mme B., je fis dans la même ville, et dans l'heure qui suivit, deux opérations de cataracte, en prenant les mêmes précautions, avec les mêmes aides et les mêmes instruments. Les deux autres patients guérirent parfaitement. Je serais tenté de croire que le microbe de l'érysipèle, latent au moment de l'opération, s'est réveillé sous l'influence du traumatisme (1), et n'a pu être annihilé par les antiseptiques employés.

(1) De l'érysipèle soudain, par A. DEHENNE. *Progrès médical*, 1874).

Pouvait-on éviter cet accident, je ne le crois pas. Devait-on reculer devant une opération de cataracte nécessaire ? Je ne le pense pas non plus.

Le second fait n'est pas moins singulier au point de vue de la genèse de l'accident.

M. H... est opéré un dimanche du mois de mai 1887. La guérison se fait avec une rapidité merveilleuse ; le 6e jour, M. H... peut mettre ses lunettes foncées. Il n'a pas eu une minute de souffrance. *Le 7e jour*, le samedi, il est pris d'une douleur rhumatismale dans l'épaule droite. Je lui prescris 2 gr. de salicylate de soude. Au milieu de la nuit, de samedi au dimanche, la douleur de l'épaule cesse tout à coup, brusquement, et est remplacée par une violente douleur dans l'œil opéré. M. H... ne me fait pas prévenir, croyant que ce ne serait rien ; je lui avais affirmé le samedi matin que son œil était complètement guéri. Le lundi matin je trouvai mon malade souffrant beaucoup ; les paupières étaient gonflées, œdémateuses, la conjonctive fortement injectée, la pupille rétrécie et remplie d'exsudats.

Les douleurs ciliaires et péri-orbitaires étaient très vives. Je me trouvais certainement en présence d'une irido-choroïdite rhumatismale infectieuse à marche rapide que rien ne put conjurer. Elle se termina par une obstruction pupillaire totale avec atrophie partielle du globe. Évidemment ici, l'on ne peut accuser l'infection directe ; la plaie était cicatrisée, et toutes les précautions avaient été prises et bien prises. S'il y a eu infection, le microbe rhumatismal est certainement venu de l'intérieur. La répercussion instantanée de la douleur de l'épaule à l'œil en est un témoignage presque certain.

La conclusion que l'on peut tout d'abord tirer de ce travail, c'est que l'opération de la cataracte est, de toutes les opérations chirurgicales, la plus délicate, mais .aussi la plus bénigne, et qu'elle donne des résultats définitifs auxquels ne peut prétendre aucune autre opération. Si l'on examine en effet la 2ᵉ série de mes opérations, on trouve un seul insuccès sur 151 cas ; et même cet insuccès (*irido-choroïde*) est-il absolument le fait de la malade.

Pas un seul phlegmon de l'œil, l'accident redouté et redoutable par excellence, n'est à signaler dans cette 2ᵉ série.

Dans la 1ʳᵉ série, 2 phlegmons de l'œil sont à noter ; dus tous deux à ce que le pansement avait été remis en place par un garde-malade dont les mains n'étaient pas propres ; dans la 2ᵉ série, nous ne trouvons rien de semblable, parce que depuis cette époque j'ai pris pour règle de conduite de défendre à qui que ce soit de toucher au pansement, quoi qu'il arrivàt. Par cette simple mesure j'ai pu rayer le phlegmon de l'œil de ma statistique actuelle.

J'espère qu'il en sera de même à l'avenir. C'est afin de rendre la démonstration de ce fait plus frappante que j'ai publié les deux séries d'opérations.

Deux faits sont restés pour moi inexplicables ; mais ils viennent absolument à l'appui de ce que je disais au mois de juillet 1886 : « De l'ensemble de tous ces éléments, propreté, manuel opératoire simplifié, anesthésie locale, sont nées des conditions de succès qui approchent bien près du 100 pour 100 rêvé. Mais le facteur tiré de l'état général fera qu'il y aura toujours une ombre légère au tableau. »

CONCLUSIONS

I. — L'opération de la cataracte est une opération bénigne.

Exécutée soigneusement et avec les précautions antiseptiques, elle donne.à très peu près 99 succès sur 100.

II. — Les soins consécutifs ont une importance capitale pour le résultat définitif.

Les pansements doivent être faits par le chirurgien lui-même. Nul autre que lui ne doit toucher au pansement au moins pendant les six jours qui suivent l'opération.

III. — Le phlegmon de l'œil peut être presque à coup sûr rayé des statistiques d'opérations de cataractes. Néanmoins, il est certains cas inexplicables, absolument indépendants de l'opérateur et du manuel opératoire, et qui apportent une ombre légère au tableau.

IV. — Le manuel opératoire conseillé dans l'immense majorité des cas est le procédé à petit lambeau supérieur, pratiqué avec un couteau de de Graefe très fin et très étroit, sans iridectomie. La base du lambeau peut être représentée par le dos du couteau passant tangentiellement au bord supérieur de la pupille moyennement dilatée. L'ouverture de la capsule doit être pratiquée à l'aide du kystitome simple. En cas d'épaississement de la capsule, il est préférable de se servir des pinces-kystitomes à mors postérieurs de de Wecker.

V. — Le nettoyage de l'œil doit être pratiqué à l'aide de pressions douces et prolongées exercées sur le globe de l'œil au point opposé à la section cornéenne jusqu'à ce que la pupille soit devenue absolument noire.

La curette ne doit être employée que dans des cas tout à fait exceptionnels.

Les lavages intra-oculaires me paraissent inutiles et dangereux.

VI. — Quelques minutes après l'opération on instille 5 à 6 gouttes d'un collyre au sulfate neutre d'ésérine au 1/200.

Le collyre au sulfate neutre d'atropine est instillé 48 heures après l'opération.

VII. — Si le malade ne se plaint pas, le pansement peut sans inconvénients rester en place 48 heures.

Les deux yeux doivent être hermétiquement clos.

Le 3e jour, l'œil non opéré est libéré.

A partir du 5e jour le pansement dans la journée est remplacé par un carré flottant ou des lunettes fumées, forme coquille.

Le bandeau protecteur doit être appliqué la nuit au moins pendant 15 jours ou 3 semaines.

Les lunettes correctrices sont choisies dans la quinzaine qui suit l'opération.

VIII. — L'antiseptique de choix est la solution de sublimé au 1/2000.

IMPRIMERIE LEMALE ET Cie, HAVRE

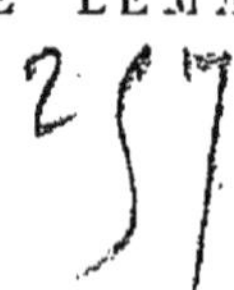

www.ingramcontent.com/pod-product-compliance
Ingram Content Group UK Ltd.
Pitfield, Milton Keynes, MK11 3LW, UK
UKHW021647090726
13657UKWH00004B/1816